CONTRIBUTION A L'ÉTUDE

DU TRAITEMENT

DES

BRONCHO - PNEUMONIES GRAVES

PAR

LES ABCÈS DE FIXATION

PAR

V. DECHAUX

DOCTEUR EN MÉDECINE

MONTPELLIER

IMPRIMERIE Gustave FIRMIN, MONTANE et SICARDI

Rue Ferdinand-Fabre et Quai du Verdanson

1907

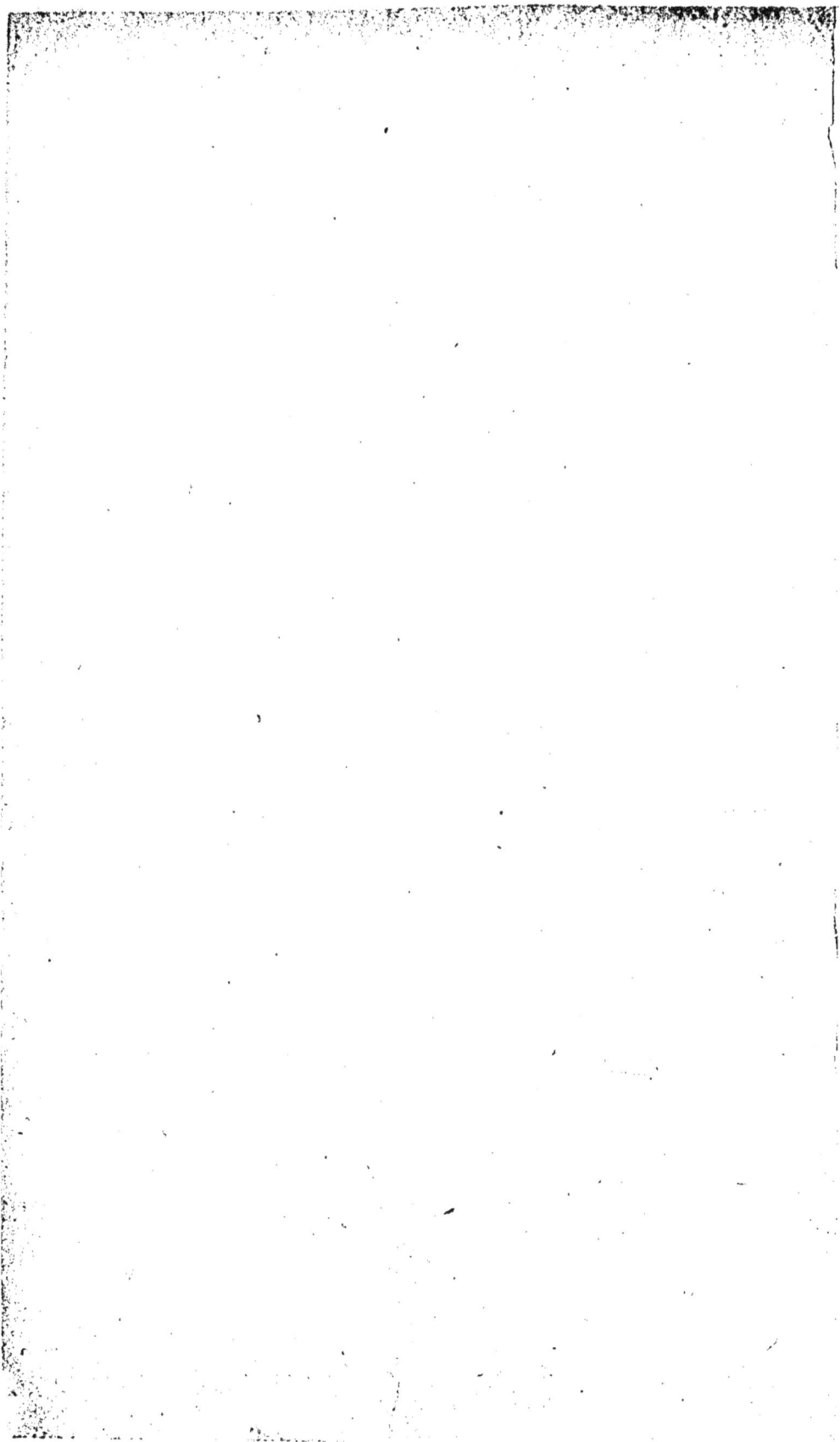

CONTRIBUTION A L'ÉTUDE

DU TRAITEMENT

DES

BRONCHO - PNEUMONIES GRAVES

PAR

LES ABCÈS DE FIXATION

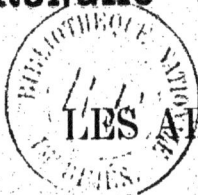

PAR

V. DECHAUX

DOCTEUR EN MÉDECINE

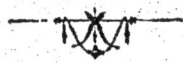

MONTPELLIER
IMPRIMERIE Gustave FIRMIN, MONTANE et SICARDI
Rue Ferdinand-Fabre et Quai du Verdanson
—
1907

A LA MÉMOIRE DE MON PÈRE

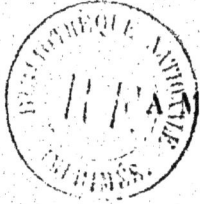

A MA GRAND'MÈRE

A MA MÈRE ET A MA FIANCÉE

A TOUS CEUX QUI ME SONT CHERS

A MES AMIS

A MONSIEUR LE DOCTEUR BITOT
(DE BORDEAUX)

A MON ONCLE LE DOCTEUR BOUTELOUP

V. DECHAUX.

A MES MAITRES

DE L'ÉCOLE DE MÉDECINE D'ALGER ET DE L'HOPITAL CIVIL
DE MUSTAPHA

A MES MAITRES

DE LA FACULTÉ DE MÉDECINE DE MONTPELLIER

A MON PRÉSIDENT DE THÈSE

MONSIEUR LE DOCTEUR RAUZIER

PROFESSEUR DE CLINIQUE DES MALADIES DES VIEILLARDS

V. DECHAUX.

AVANT-PROPOS

Avant de franchir le seuil d'une nouvelle vie que nous envisageons avec courage, nous tenons, tout d'abord, à remercier affectueusement notre mère qui s'est imposé de si lourds sacrifices pour notre éducation.

C'est pour nous un devoir bien doux de lui adresser à cette occasion toute notre reconnaissance.

Nous n'oublierons pas, à côté d'elle, notre fiancée que nous chérissons et que nous assurons de notre plus tendre affection.

Que Messieurs les Professeurs de l'École de Médecine d'Alger et de l'Hôpital civil de Mustapha, dont nous avons suivi les brillantes leçons, reçoivent tous l'expression de notre respectueuse gratitude, nous garderons d'eux le meilleur souvenir.

Que Monsieur le Professeur Rauzier soit assuré de notre reconnaissance pour le grand honneur qu'il nous a fait en acceptant la présidence de notre thèse.

Enfin nous renouvelons à nos amis d'internat, les Docteurs Gardon et Délémontey, l'assurance de notre inaltérable amitié.

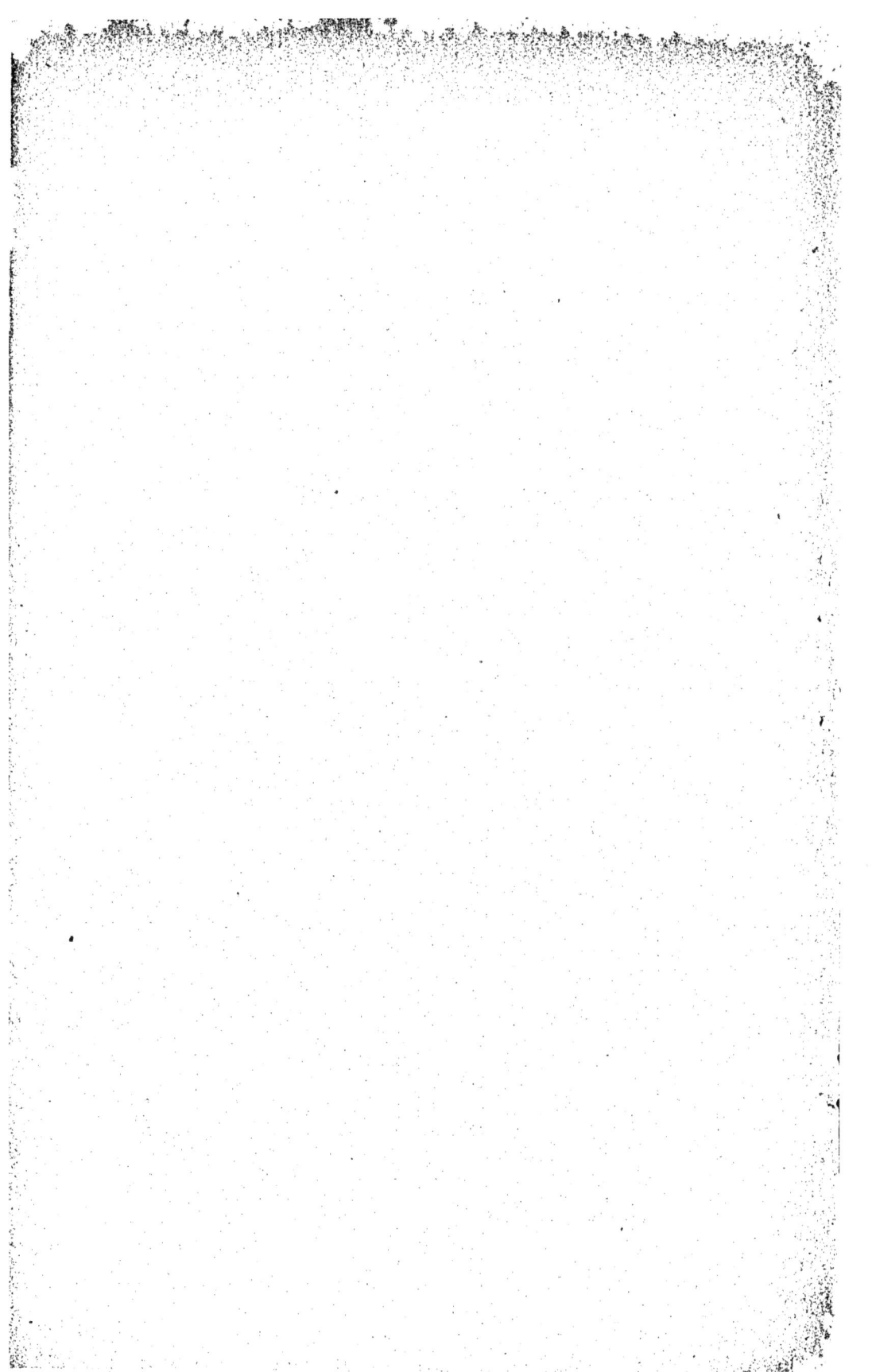

INTRODUCTION

S'il est une maladie qui, par sa fréquence et sa gravité, cause de très grands ravages, surtout chez les enfants et chez les vieillards, c'est bien assurément la broncho-pneumonie.

D'après certains auteurs, et en particulier suivant le Professeur Collet, de Lyon, « la broncho-pneumonie est toujours une affection extrèmement grave, et la mort en est la terminaison habituelle ».

C'est encouragé par les résultats heureux qu'ont publiés Arnozan, J. Carles, son élève, Lemoine, P. Daireaux et mon ami le docteur Gardon, sur le traitement des broncho-pneumonies graves par les abcès de fixation, que nous nous sommes décidé à consacrer notre thèse inaugurale à l'étude de cette importante question.

Notre travail, plus modeste qu'original, sera divisé en six chapitres :

Tout d'abord, nous ferons un historique rapide de ce procédé thérapeutique, puis nous indiquerons la technique de cette médication. Dans un troisième chapitre nous envisagerons la pathogénie. Le quatrième sera consacré à l'étude de la valeur thérapeutique de ce mode de traitement. Le cinquième sera destiné à mettre en lumière son importance au point de vue pronostic.

Nous publierons ensuite nos observations et nous formulerons enfin nos conclusions.

CONTRIBUTION A L'ÉTUDE

DU TRAITEMENT

DES

BRONCHO-PNEUMONIES GRAVES

PAR

LES ABCÈS DE FIXATION

HISTORIQUE

Depuis fort longtemps déjà, on s'était aperçu des relations étroites qui existaient entre la gravité des maladies infectieuses et l'apparition d'abcès en différents points du corps. Il y a quelques années, le professeur Bouchard, dans ses expériences sur le rôle de la lésion locale au cours des maladies infectieuses, a montré que seuls réagissent sous forme d'abcès les animaux légèrement infectés.

Fochier (de Lyon) remarqua que dans certains cas d'infection puerpérale, quand il n'y a pas de lésion importante appréciable, il n'est pas rare de voir une amélioration soudaine coïncider avec l'apparition d'un foyer de suppuration, à la fosse iliaque, au sein, au niveau d'une jointure ou ailleurs. Cette apparition d'un abcès ou d'un phlegmon en un point nettement localisé, semblait jouer un rôle curatif. Fochier appliqua le premier ses réflexions d'une façon expérimentale dans le cas d'infection puerpérale, au moyen d'abcès artificiels, et obtint des guérisons.

Cette nouvelle méthode encourageante reçut de nombreuses applications dans les cas de suppurations multiples.

Lépine obtint un succès par cette médication dans un cas de pneumonie. Dieulafoy l'appliqua à deux femmes de son service, atteintes l'une et l'autre de pneumonie fort grave et probablement en imminence de suppuration. Ces deux malades guérirent.

Qu'il nous suffise de signaler les expériences de Cattan et de Santillana en 1902, dans la fièvre méditerranéenne.

C'est au Congrès de 1902 que le professeur Arnozan, de Bordeaux, préconisa ce procédé thérapeutique dans les cas de broncho-pneumonie grave et dont il obtint d'excellents résultats.

Son élève J. Carles, en 1903, dans une thèse remarquable et fort documentée, est venu confirmer ses opinions, apportant en même temps, au point de vue expérimental, une série d'intéressants travaux.

Dans la semaine médicale du 18 mai 1904, paraît un article « Inefficacité et dangers des abcès de fixation chez l'enfant ». D'après les recherches exécutées dans le service du Dr Auché, de Bordeaux, par Mlle Campana, interne de cette ville, et par M. Codet-Boisse, ancien interne des mêmes hôpitaux, il résulte que sur cinq petits malades âgés de sept mois à trois ans, chez lesquels on a eu recours à la méthode de Fochier, la guérison ne fut obtenue que dans un seul cas.

Au mois de février 1905, le professeur Lemoine du

Val-de-Grâce, dans une communication qu'il fit à la Société médicale des hôpitaux, signala les heureux résultats qu'il avait obtenus dans le traitement des broncho-pneumonies graves par l'emploi des abcès de fixation.

Tandis qu'au cours d'une même épidémie il avait vu succomber neuf malades traités par les moyens habituels, il obtint six guérisons sur neuf autres cas dans lesquels il provoqua des abcès de fixation le jour même de leur entrée à l'hôpital.

Les trois décès enregistrés concernent des hommes que l'on avait injectés tardivement, ce qui prouverait d'après l'auteur que les abcès provoqués trop tard ne donnent aucun résultat.

Le 9 août 1905, le médecin-major P. Daireaux publia dans la *Presse Médicale* le résultat des quelques recherches qu'il avait effectuées lors d'une épidémie de grippe très grave qui sévit à Mamers durant les mois de janvier et février précédents. Dans cette publication, l'auteur confirme en tous points les résultats proclamés auparavant par MM. Arnozan et Lemoine.

Sur quatre malades qu'il aurait traités par les abcès de fixation, un seul aurait succombé et encore dans ce cas ce fut précisément celui qui fut injecté trop tardivement.

Le 30 mars 1907, notre collègue et ami d'internat, V. Gardon, publiait dans le *Bulletin médical* de l'Algérie, le résultat de ses expériences auxquelles nous avons assisté et venait ajouter de nouveaux cas heureux aux statistiques antérieures.

Sur trois malades très graves soumis à cette thérapeutique, les trois guérirent en l'espace de quelques semaines.

TECHNIQUE

Fochier, dans sa fort intéressante communication, a conseillé d'injecter sous la peau du flanc, une substance irritante, l'essence de térébenthine par exemple, dont les propriétés antiseptiques et ozonisantes seraient susceptibles d'aider l'action irritante locale. Il suffit *d'injecter un centimètre cube d'essence de térébenthine* pour provoquer dans un certain nombre de cas un volumineux abcès, lequel s'accompagne quelquefois de décollements étendus et coïncide avec une tendance indéniable à la guérison.

En cas d'insuccès on peut pratiquer après vingt-quatre heures une nouvelle injection.

Notre technique est sensiblement la même que celle qui a été préconisée par Fochier; nous nous servons, comme cet auteur, de l'*essence de térébenthine*, mais nous préférons injecter ce liquide dans la *région externe de la cuisse*, ce qui permet de faire les pansements consécutifs d'une façon plus commode.

Après avoir soigneusement rasé et savonné à la brosse la région d'inoculation, nous injectons, à l'aide d'une seringue de Pravatz, *préalablement stérilisée*, un centimètre cube *d'essence de térébenthine* dans le tissu cellulaire sous-cutané et nous recouvrons le tout d'une compresse maintenue par quelques tours de bande.

Les abcès mettent *environ une semaine à se former*, mais, dès le lendemain on constate de la rougeur et une légère tuméfaction.

Ils sont moyennement douloureux et leur incision donne une quantité de pus qui varie d'un verre à un demi-litre et qui offre la particularité d'*être amicrobien*.

D'après Fochier, si la réaction ne se produit pas ou est peu marquée au bout de vingt-quatre heures, on est autorisé à faire une nouvelle piqûre et à recommencer toutes les vingt-quatre heures.

Quand un abcès menace de s'ouvrir et que l'état n'est pas suffisamment jugé, il faut provoquer un autre abcès avant d'ouvrir le premier.

Dans toutes les circonstances, il ne faut *ouvrir l'abcès que bien mûr*.

Mais une question se pose :

A quel moment convient-il de provoquer l'abcès ?

Le plus tôt sera le meilleur ; car il nous a été permis de constater que les abcès provoqués trop tard ne donnaient aucun résultat.

Ceci dit, nous croyons utile *de subordonner la précocité de l'injection de térébenthine aux différentes variétés de broncho-pneumonies.*

Etant donné que la plupart des auteurs reconnaissent habituellement trois formes de broncho-pneumonies : la *broncho-pneumonie diffuse à forme de catarrhe suffocant,* la *broncho-pneumonie lobulaire à foyers disséminés* et la *broncho-pneumonie pseudo-lobaire,* nous dirons tout d'abord, pour ce qui est de la première, que l'évolution de cette forme étant excessivement rapide, il conviendra de *provoquer l'abcès dès le début.*

Pour ce qui concerne les formes lobulaires et pseudolobaires qui évoluent d'une façon un peu moins rapide, on devra tout d'abord *tenir compte des conditions étiologiques.*

Le pronostic de la broncho-pneumonie varie suivant la maladie initiale ; c'est ainsi qu'on estime le nombre des guérisons à 1/3 pour la rougeole, à 1/2 pour la coqueluche, à 1/10 seulement pour la diphtérie.

De plus l'âge a une importance extrême ; au-dessous de trois ans, la mortalité serait en bloc de 3/4 ; chez l'adulte, la maladie est moins meurtrière, chez le vieillard la gravité est extrême comme chez le tout jeune enfant.

Enfin on devra *tenir compte surtout des phénomènes généraux*, élévation de température, fréquence du pouls, etc.

ESSAI DE PATHOGÉNIE

Comme l'a fort bien dit M. le professeur Rauzier dans la « *Province Médicale* du 19 janvier 1907 », on a beaucoup discuté sur la légitimité de cette intervention et le bénéfice qu'on est en droit d'en attendre. Dans certaines infections très graves, l'abcès désiré ne se forme pas, et l'on est en droit de se demander si l'injection de térébenthine joue bien un rôle dans la transformation des accidents, autrement dit si elle aide ou favorise la mutation d'un état général grave en un état local facilement curable ; ne servirait-elle point, plutôt, de témoin dans la bataille organique, et ne se bornerait-elle pas à déterminer, au moment où l'infection générale consent à s'atténuer, l'appel des leucocytes en mal de localisation. Avec M. le professeur Rauzier, nous le croirions volontiers, car il nous est arrivé personnellement de voir dans certaines circonstances des injections de substances irritantes (quinine, par exemple) ne provoquer aucun trouble local pendant toute la durée d'une infection générale, et provoquer la formation d'abcès plusieurs semaines après les piqûres, lorsque les phénomènes généraux commençaient à se modifier dans un sens favorable.

On a essayé d'expliquer l'action des abcès de fixation *par les propriétés antiseptiques et stimulantes de l'essence*

de térébenthine. Or, avec des substances tout à fait différentes on obtient encore les mêmes effets, à condition
qu'une réaction inflammatoire se produise. Pour d'autres
c'est une affaire de révulsion, de dérivation, d'action subs-
titutive.

L'abcès provoqué entraine de la douleur, celle-ci réveille
l'énergie de tout le système nerveux et augmente de la
sorte les fonctions des organes indispensables à la vie.
Indépendamment de cela, *la production d'une congestion
périphérique diminue peut-être par action réflexe les
congestions morbides centrales.*

Laveran en 1892 avait insisté sur ce point particulier :
au cours de la pneumonie, l'afflux brusque au niveau du
poumon de légions de leucocytes crée un véritable
danger.

L'abcès de fixation suspendant cet afflux aurait donc
un grand avantage.

Pour Jacques (1896), la méthode de Fochier est beaucoup plus affaire de *dérivation que de révulsion.* C'est le
retour à la vieille doctrine des métastases... La pyogenèse
artificielle agirait à la façon d'une fistule anale au cours
d'une tuberculose pulmonaire, d'une pneumonie arrêtant
une infection puerpérale, d'une dysenterie coupant une
pneumonie, d'un pemphigus mettant fin à un ancien flux
hémorroïdaire, d'un abcès rétro-pharyngien faisant rétro-
céder une broncho-pneumonie. Vulpian a montré qu'un
simple purgatif provoque par afflux de sang vers l'intes-
tin une véritable anémie cérébrale. On a voulu établir que
les abcès de fixation avaient pour effet de produire *une
diapédèse et une action phagocytaire.* En 1892, Chantemesse disait : « Dans la lutte indécise entre l'organisme
et l'élément microbien, augmenter le nombre des leucocytes dans le sang, c'est amener de nouveaux combattants

sur le champ de bataille pour détruire les microbes ; l'ennemi d'abord victorieux est écrasé par les leucocytes.»

A cette théorie il est aisé de répondre qu'il n'y a pas que les abcès de fixation qui soient susceptibles de provoquer l'hyperleucocytose. Les expériences de Chantemesse et Marie d'autre part ont montré qu'à la suite d'injections térébenthinées les globules blancs étaient en diminution.

Une hypothèse dont Branthomme s'est fait le défenseur admet *l'état bactéricide du sang dû au travail des leucocytes* comme l'effet de l'action des abcès de fixation.

Fochier s'était demandé si autour du foyer purulent ne naissent pas des *substances solubles capables de vacciner l'organisme.* Certains auteurs ont cherché dans le pus de l'abcès provoqué une substance capable d'empêcher le développement des microbes in vitro et d'immuniser les animaux auxquels elle est injectée ; mais ces expériences n'ont pas été acceptées d'une façon définitive.

Une dernière théorie est celle de la *fixation, de la migration des micro-organismes* en même temps que des globules blancs vers le point nouvellement lésé.

D'après M. le professeur Arnozan, ce ne seraient pas seulement les microbes répandus dans l'organisme qui viendraient à tout jamais périr au niveau de l'abcès provoqué, ce seraient aussi autant de cellules usées par la lutte, hors d'état de vivre, mortes de leur victoire contre les toxines ou les éléments microbiens. D'après Kiener, Baillet et Solles, elles deviennent alors plus dangereuses que des microbes et constituent de vrais foyers pestilentiels, des milieux de culture tout préparés pour l'éclosion des suppurations secondaires.

Véritable voie d'appel, l'abcès de fixation constituerait pour elles une sorte d'organe d'élimination.

Les données expérimentales ainsi que la clinique sem-

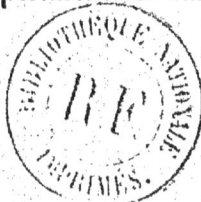

2

blent venir à l'appui de cette théorie de la fixation à laquelle nous nous rallions.

D'une part, Max Schüller dans ses expériences devenues classiques, montre l'influence du traumatisme sur la localisation du bacille de Koch. Orth, Veichselmbaum refont les mêmes essais ainsi que Netter : tout organe traumatisé devient une voie d'appel pour les microbes au cours des diverses infections. D'autre part, la clinique nous apprend qu'il existe de nombreux cas d'abcès à pneumocoques et streptocoques, provoqués par la quinine, l'éther, la caféine, un simple traumatisme.

Dieulafoy et Chantemesse ont prétendu que la stérilité des abcès térébenthinés démontre que jamais élément microbien n'y fut attiré.

Mais ceci s'explique doublement : d'abord, par l'*action antiseptique puissante* de l'essence de térébenthine sur les microbes attirés au niveau de la lésion locale, puis par l'*action irritative* qui, en augmentant l'action phagocytaire locale, augmente parallèlement le pouvoir microbicide du pus dont elle provoque l'apparition.

De l'ensemble de ces différentes opinions, nous en arrivons à penser que la théorie qui explique le mieux les faits cliniques est celle dite de fixation, et nous ajouterons que la théorie de Laveran qui s'appuie sur ce principe que la production d'une congestion périphérique diminue peut-être par action réflexe, est faite pour nous séduire.

En somme, l'abcès de fixation produirait une révulsion intense supérieure aux différents moyens révulsifs déjà employés.

VALEUR THÉRAPEUTIQUE

Malgré les premières communications de Fochier qui eurent un grand retentissement, peu de médecins ont essayé de pratiquer des abcès de fixation ; et particulièrement dans les cas graves de broncho-pneumonie.

Comme le dit fort justement M. le professeur Arnozan de Bordeaux, les arguments théoriques ont eu raison des faits cliniques pourtant bien observés ; se basant sur l'absence de microbes dans le pus des abcès provoqués, on s'est demandé s'il était vraiment utile de provoquer un abcès amicrobien et si ce n'était pas une lésion de plus que l'on créait.

A cette objection on peut répondre que, étant donnée la production d'un abcès à pus stérile dans un organisme infecté de germes pathogènes, il semble évident d'admettre que ces abcès ont au contraire un caractère tout particulier qui n'est pas sans une certaine valeur.

En ce qui concerne l'effet thérapeutique produit, les différentes observations contenues dans notre thèse montrent que la médication *agit surtout d'emblée sur l'état général et les manifestations toxi-infectieuses qui semblent enrayées presque immédiatement.*

Nous ne partageons pas complètement les idées de M. le professeur Lemoine qui reconnaît que l'effet produit par l'abcès de fixation consiste en une amélioration des phénomènes dyspnéiques coïncidant surtout avec le moment où la réaction commence à se produire, vers le soir.

Nous pensons plutôt que la dyspnée et les signes pulmonaires n'ont pas semblé être aussi puissamment influencés que dans les cas publiés par Lemoine, et cela en conformité de vues avec M. le médecin-major Daireaux.

La température tombe en général le lendemain de l'injection et de deux à cinq jours après se manifestent de la polyurie, de la diminution et de la régularité du pouls. On assiste à une sorte de crise salutaire qui présente beaucoup d'analogie avec celle qui accompagne la défervescence de la pneumonie.

Les malades dont nous avons exposé l'observation ont présenté, la plupart, pendant la durée de leur maladie, une *certaine proportion d'albumine qui a complètement disparu* après la médication de Fochier.

Monsieur le Professeur Lemoine chez trois de ses malades avait fait dosé l'albumine avant et après l'injection d'essence de térébenthine, mais il ne nota aucune modification, par conséquent aucune augmentation. Il s'ensuit donc qu'à la dose de un centimètre cube en injection sous-cutanée, *l'essence de térébenthine ne semble pas avoir une action* nuisible sur les reins.

Les injections d'essence de térébenthine pratiquées avec une *asepsie rigoureuse* ne donnent pas en général ces larges décollements avec sphacèle étendu du tissu conjonctif qui ont été souvent signalés à moins qu'elles ne soient faites chez les diabétiques ou des malades préalablement débilités par une cachexie profonde.

Elles donnent de bons résultats lorsqu'on les exécute *en temps voulu.* Un abcès provoqué trop tard a beaucoup de chances de ne manifester aucun effet. Daireaux, dans la *Presse Médicale* du 8 août 1906, établit la statistique suivante :

Malades traités	Succès	Insuccès	Pourcentage de succès sur 100
Arnozan, 13	8	5	61,5
Daireaux, 4	3	1	75
Lemoine, 9	6	3	66,6
26	17	9	65 %

Si nous ajoutons à cette statistique les quelques succès qui figurent dans nos observations, nous sommes amené à attacher aux abcès de fixation une valeur digne de considération.

Nous n'oublierons pas de dire que la méthode de Fochier offre peu de réussite lorsqu'on l'applique à des vieillards ou à des enfants, deux organismes réagissant mal. Des recherches exécutées dans le service de Monsieur le Docteur Auché, professeur à la Faculté de médecine de Bordeaux, par Mlle Campana et M. Codet, il résulte que ce moyen thérapeutique est loin de pouvoir rendre chez les jeunes enfants les mêmes services que chez l'adulte. En effet, sur cinq petits malades de 7 mois à 3 ans chez lesquels on eut recours à la méthode de Fochier pour broncho-pneumonie grave, la guérison ne fut obtenue que dans un seul cas. (Dans deux de nos observations, nous enregistrons également deux insuccès.) Encore est-il vraisemblable que chez cet enfant l'abcès n'eut aucune influence sur l'évolution favorable de l'affection car l'amélioration ne commença que longtemps après la cicatrisation complète de l'abcès provoqué.

D'autre part, chez deux des quatre petits malades qui succombèrent, on vit survenir des complications manifestes causées par l'injection irritante (œdème étendu dans l'un de ces cas, sphacèle de la peau dans l'autre).

Ajoutons, dit Mlle Campana, que même au point de vue pronostique la méthode en question ne paraît guère utilisable dans la pratique infantile.

En résumé, le traitement des broncho-pneumonies graves est un *moyen de médication brutale* mais sans *danger sérieux*, absolument justifié quand la thérapeutique usuelle reste inefficace.

VALEUR PRONOSTIQUE

L'abcès de fixation a une valeur pronostique, comme l'ont signalé tous les auteurs qui l'ont employé, Fochier, Arnozan, Lemoine, etc.

Quand la réaction de l'organisme est épuisée, il n'évolue pas et la température n'est pas influencée ou du moins d'une manière très passagère. L'empâtement reste très limité et ne suppure pas ou suppure à peine. Comme le dit Arnozan, « l'inflammation obtenue est proportionnelle au degré de résistance de l'organisme ».

L'observation VIII est particulièrement intéressante. Non seulement la fillette à qui on avait fait quatre injections d'essence de térébenthine, à différents intervalles, a toujours présenté un léger abaissement de température le lendemain matin des piqûres pour remonter dans la soirée, mais on n'a pu obtenir chez elle aucune suppuration.

Le médecin se basant sur ce défaut de réaction locale avait porté de suite un pronostic très défavorable, et malgré le mieux apparent auquel les parents attachaient une certaine croyance, la petite malade succomba.

Donc, au bout de 24 ou de 48 heures au plus tard, si l'abcès de fixation n'évolue pas et si la température semble ne pas être influencée d'une manière sensible et durable, on pourra, suivant Fochier, pratiquer une deuxième injection du côté opposé ; mais si cette nouvelle épreuve est encore négative, le pronostic devra être très réservé.

Sans enlever aux abcès de fixation leur valeur thérapeutique, nous leur attribuerons cependant *une importance plus considérable au point de vue du pronostic*, et ceci est pleinement justifié par l'opinion même de M. le Professeur Rauzier qui se demande si l'injection d'essence de térébenthine ne sert pas plutôt de témoin dans la bataille organique, et ne se borne pas à déterminer, au moment où l'infection générale consent à s'atténuer, l'appel des leucocytes en mal de localisation.

La formation d'abcès se produisant lorsque les phénomènes généraux commencent à se modifier dans un sens favorable serait donc un excellent élément de pronostic.

OBSERVATIONS

OBSERVATION PREMIÈRE

(Rendu. — *Bulletin de la Société m'dicale des Hôpitaux*, 1892).
Broncho-pneumonie. — Abcès de fixation — Insuccès.

Homme de 47 ans. Broncho-pneumonie. Température: 39°·
39°5. Cyanose et collapsus (au moment des injections). Au
13° jour, un centimètre cube en injection à chaque bras ; pas
de réaction, mort 20 heures après. Insuccès. (Rendu reconnaît
avoir agi trop tard.)

OBSERVATION II

(Spillmann-Grenell. — *Revue médicale de l'Est*, 1892).
Broncho-pneumonie. — Abcès de fixation. — Guérison.

Homme de 48 ans. Broncho-pneumonie. Température :
40°5 ; pouls: 130 ; respiration: 60. Expectoration tarie. Mort
imminente. Injection de deux centimètres cubes d'huile de térébenthine dans la région deltoïdienne le cinquième jour,
puis un centimètre cube dans la cuisse. Incision le cinquième jour: énorme quantité de pus épais. Quelques heures après
les injections, l'encombrement des bronches diminue, l'expectoration se fait. Cependant la température reste à 39° jusqu'à l'incision. Guérison.

Observation III

(Spillmann-Düffner. — *Revue médicale de l'Est*, 1892).
Broncho-pneumonie. — Abcès de fixation. — Insuccès.

Femme de 58 ans. Broncho-pneumonie. Température 39°5. Pouls 110; respiration 44. Teint subictérique, pas d'albuminurie. Injection de deux centimètres cubes dans la région deltoïdienne, au neuvième jour : douleurs très vives, gonflement, induration, rougeur trois jours après. Incision le quatrième jour. Peu de pus. Mort le soir même.

Observation IV

(Franc. — *Journal de médecine de Bordeaux*).
Broncho-pneumonie double. — Abcès de fixation. — Insuccès.

Femme de 65 ans. Collapsus ; arrêt de l'expectoration. Injection d'essence de térébenthine au dixième jour. Mort le surlendemain. Insuccès.

Observation V

(Duvergey. — *Société d'anatomie et de physiologie de Bordeaux*, janv. 1891).
Broncho-pneumonie. — Abcès de fixation. — Guérison.

Homme de 35 ans. Broncho-pneumonie ; faciès jaunâtre très altéré, délire et ictère. Température 39°4. Respiration 40. Pouls 120, petit et irrégulier. Cœur mou et défaillant. Albuminurie. Crachats rouillés contenant des pneumocoques et des streptocoques.

Au septième jour, injection dans la fesse de deux centimètres cubes d'essence de térébenthine, peu douloureuse. Le lendemain, région un peu douloureuse, œdème, empâtement, forte réaction. Incision au deuxième jour, pus jaune, verdâtre, épais lambeaux de tissu sphacélés. Malgré l'étendue considérable de la collection purulente, cicatrisation en 7 jours ; pus stérile ; quantité énorme de leucocytes. Amélioration de l'état général et local. Ictère, délire disparaissent ainsi que l'albuminurie. Température s'abaisse. Guérison très rapide.

Observation VI

(A. Artigue, interne des hôpitaux d'Alger).
Broncho-pneumonie grave. — Abcès de fixation. — Résultat positif.

Faisant fonction de médecin de colonisation à Oued-Marsa, près Bougie, nous sommes un soir appelé auprès d'un nommé S....; c'est un charbonnier, âgé de 57 ans, habitant une cahute en chaume, située aux abords d'une forêt, sur une terre presque marécageuse. Nous nous trouvons en présence d'un malade très affaibli, presque cachectique, fatigué par des privations et un surmenage inhérents à son genre de vie, et par le paludisme.

Il y a environ 8 jours, le malade avait présenté un embarras gastrique très prononcé et une courbature générale.

Se sentant fatigué, il s'alita, et dès ce moment apparurent des phénomènes pulmonaires accompagnés de fièvre.

Arrivé auprès de lui, nous l'examinons. Ce dernier est en proie à une toux violente. La température oscille entre 39° et 40°, la dyspnée est considérable et l'expectoration est presque nulle. Le pouls est petit et très irrégulier. Le malade est dans un état des plus inquiétants.

En percutant la région dorsale, nous trouvons une submatité des deux côtés, très étendue aux bases. L'auscultation nous fait entendre des râles multiples sous-crépitants sur une grande surface et avec, en certains points, des râles sibilants. Il existe, à droite et à gauche, un souffle puissant. En présence de tous ces phénomènes, nous appliquons ce jour-là, des ventouses scarifiées ; nous prescrivons des ventouses sèches souvent renouvelées, alternant avec des sinapismes ; de l'ipéca à doses fractionnées, de l'acétate d'ammoniaque à la dose de 10 grammes. Le dixième, le onzième et douzième jour, l'état demeure stationnaire, puis le cœur faiblit, le pouls devient de plus en plus petit et irrégulier ; il faut relever le cœur et nous y arrivons par l'emploi de gouttes d'un mélange par parties égales de teinture de digitale et de teinture de noix vomique.

La situation nous paraît donc améliorée, mais le quatorzième jour, tout change, le malade est en proie à une dyspnée excessivement violente, dans un demi-coma et les râles humides s'entendent à distance.

Nous considérons la partie comme perdue, mais nous tentons une injection d'un demi-centimètre cube d'essence de térébenthine à la partie externe du deltoïde.

Le lendemain, le malade ne va guère mieux, mais il est éveillé et se plaint de la douleur déterminée par l'abcès en formation. Celui-ci devint énorme et nous ne l'avons incisé que dix jours après, époque à laquelle notre malade entra en pleine convalescence à notre grand étonnement.

Nous l'avons revu un mois après en bonne santé, mais encore faible : l'auscultation du poumon atteint nous a permis de constater la disparition de tout râle, mais le murmure vésiculaire était très diminué de ce côté, presque imperceptible.

OBSERVATION VII

(Inédite. — Due à l'obligeance de notre ami, le Dr V. Gardon).
Résultat négatif.

La fillette qui fait l'objet de cette observation est âgée de trois ans et demeure à Alger, rampe Valée, où son père exerce la profession d'imprimeur-typographe ; elle se nomme Berthe O...

Antécédents héréditaires. — Rien de particulier à signaler. Le père et la mère, quoique d'un tempérament lymphatique très marqué, n'accusent aucune maladie antérieure.

Antécédents personnels. — Bien que née à terme, l'accouchement de cette enfant nécessita, paraît-il, le secours d'u médecin. Nous n'avons pu obtenir aucun renseignement sur la nature de l'intervention qui fut entreprise, mais ce que l'on a pu nous dire, c'est que la fillette s'est présentée par le sommet et que l'on n'avait point eu recours à une application de forceps. Depuis sa naissance, l'enfant n'a jamais présenté le moindre malaise ; il n'y a qu'un mois et demi environ qu'elle eut la coqueluche, traitée par les parents.

Commémoratifs. — Le début de la maladie actuelle, d'après les parents, remonterait à cette coqueluche. Depuis le commencement de cette affection, la petite malade n'a jamais cessé de tousser, mais les parents ne s'inquiétaient pas outre mesure de cette toux opiniâtre, car ils l'attribuaient toujours aux suites de cette coqueluche. Le lundi de Pâques, c'est-à-dire le 1er avril 1907, malgré la tristesse et la mauvaise humeur que présentait leur enfant, ils allèrent en partie de plaisir aux environs d'Alger, sur le littoral, et ne rentrèrent chez eux que dans la soirée, vers les 9 et 10 heures, alors que précisément, ce soir-là, un vent des plus violents soufflait sur notre ville. Dès le lendemain matin, la malade s'alitait avec une forte fièvre, du coryza et un léger mal de gorge. La famille pensant que son enfant s'était simplement enrhumée, se contenta de la maintenir au lit en lui donnant des infusions chaudes et en lui badigeonnant le thorax à la teinture d'iode.

Trois jours s'écoulèrent pendant lesquels les symptômes, loin de disparaître, semblaient au contraire augmenter de plus en plus ; aussi, devant l'intensité de la fièvre, de la toux et de la dypnée, le père se décida à nous faire appeler.

Dès notre arrivée auprès de la petite malade, notre attention se porta immédiatement vers son appareil pulmonaire. La fillette présentait une gêne respiratoire excessivement marquée, le nombre des respirations était de 34, les ailes du nez battaient violemment et l'enfant ne pouvait rester couchée ; ce n'est que dans la position assise qu'elle respirait plus facilement. Le thermomètre marquait 39°6. Pouls 134.

A l'examen des poumons . — L'inspection du thorax présentait seulement une accélération des mouvements respiratoires et un état de maigreur assez marqué. A la palpation, les vibrations paraissent augmentées en certains points du côté droit ; la percussion permettait de constater quelques zones de submatité disséminées du même côté ; enfin, à l'auscultation, nous relevons des lésions de broncho-pneumonie à forme lobulaire, souffles, râles sous-crépitants en foyers espacés. Le côté gauche ne présentait rien d'anormal.

A l'examen des autres organes. — Nous ne relevons rien de particulier ; du côté du tube digestif, aucun trouble gastro-intestinal ; la langue était légèrement saburrale, l'abdomen était souple, indolore à la pression et non ballonné. Les selles ne présentaient rien d'anormal.

L'entourage de la malade n'accusait ni diarrhée, ni constipation. Le foie avait ses dimensions normales et la rate n'était point perceptible à la palpation.

L'appareil cardio-vasculaire n'offrait qu'une accélération des battements cardiaques ; pas de lésion valvulaire ; pouls fréquent, faible et dépressible. Du côté des organes des sens et du système nerveux, on ne relevait aucun trouble, si ce n'est que le caractère de l'enfant paraissait irascible.

Aussitôt renseigné par les constatations que nous venions de faire, nous prescrivions la médication suivante : tout d'abord, afin de lutter contre l'infection générale en faisant appel aux défenses de l'organisme, nous formulions une potion à base d'acétate d'ammoniaque, de sulfate de spartéine et de rhum ; puis, la balnéation, comprenant quatre bains tièdes par jour et d'une durée de cinq à dix minutes.

En vue d'éliminer les toxines, on fit prendre à la malade des tisanes chaudes de chiendent ou de queues de cerises additionnées de poudre de lactose.

Enfin, localement, on pratiqua la révulsion au moyen de cataplasmes sinapisés et de ventouses sèches.

Le lendemain matin, à notre visite, nous ne constations guère de changement dans l'état général ; les respirations étaient aussi fréquentes que la veille, les ailes du nez battaient aussi violemment, le pouls était encore très rapide, mais la température avait baissé à 38°2. Localement, les symptômes pulmonaires s'étaient peu modifiés.

Le surlendemain soir, le thermomètre marquait 39°8 et, tandis que les constatations que nous avions faites jusqu'ici à droite, s'étaient peu modifiées, on constatait que le poumon gauche se prenait à son tour. En présence de la gravité de l'état général, nous décidions la famille à nous laisser pratiquer un abcès de fixation à la cuisse gauche ; ce qui fut fait aussitôt. Le lendemain matin, la température baissa d'1 degré et demi, mais remonta dans la soirée à 40°2. Nous constations une légère rougeur diffuse dans la région de l'injection de térébenthine et nous pratiquions alors un deuxième abcès ; le thermomètre accusa encore une chute brusque de deux degrés, mais pour remonter à 40° ; nous n'osâmes pas recommencer une troisième expérience préférant attendre quelques jours.

Cinq jours après nos tentatives, nous fûmes frappé de ne pas constater la moindre réaction et nous tentions une troisième et dernière injection, mais elle n'eut pas plus de succès que les précédentes. La température baissa de plus de deux degrés, mais pour s'élever de nouveau à 39°8.

En présence de la non-formation de ces abcès, nous témoignâmes nos appréhensions à la famille sur l'issue de la maladie.

A partir de ce jour, la température oscilla entre 38 et 40°, et la fillette semblait par sa bonne humeur donner quelque espoir de guérison à ses parents, mais notre conviction ne fut pas ébranlée par ces signes trompeurs. En effet, douze jours plus tard, la fillette succomba.

Cette observation est fort intéressante, car elle nous montre d'une part, combien cet organisme a été réfractaire à la formation des abcès et, d'autre part, combien ce procédé peut nous être utile dans l'établissement de notre prognose. Elle nous permet également d'enregistrer un insuccès.

Observation VIII

(Inédite. — Docteur V. Gardon, ex-interne des Hôpitaux).

Broncho-pneumonie grave. — Abcès provoqués trop tard. — Pas de réaction locale. — Mort.

La fillette qui fait l'objet de cette observation se nomme Renée C..., et demeurait avec ses parents, rue Rovigo, 30, à Alger ; elle était âgée de 22 mois.

Antécédents héréditaires ou personnels. — Rien à signaler.

Commémoratifs. — Le début de sa maladie remontait déjà à trois jours, lorsqu'on se décida à consulter un médecin. Un praticien de notre ville se rendit auprès de la petite malade, mais il déclara aussitôt, paraît-il, que son état était excessivement grave, qu'il n'y avait absolument rien à faire et qu'il ne se froisserait aucunement si la famille recourait à un autre médecin, car, pour son compte, il considérait sa mission comme terminée.

Devant l'insistance des parents et après les déclarations formelles qui venaient de nous être faites, nous nous rendîmes aussitôt à l'adresse indiquée. Il était huit heures du soir, nous constations tout d'abord un état général très mauvais ; la température était à 40°9, le nombre des respirations était de 62 à la minute, et le pouls, à peine perceptible, était incomptable à cause de sa rapidité. Du côté de l'appareil respiratoire, il s'agissait d'une broncho-pneumonie étendue et diffuse, à forme de catarrhe suffocant.

Aussitôt, un abcès de fixation fut provoqué à l'aide de 2 centimètres cubes d'essence de térébenthine et le traitement suivant fut institué : vomitif, bains sinapisés à 38°, larges cataplasmes sinapisés, potion à l'acétate d'ammoniaque et à la spartéine, champagne, lait, tisanes, etc.

Le lendemain matin, vers les 7 heures, le père venait nous trouver pour nous annoncer que « sa fillette allait beaucoup mieux, qu'elle était plus éveillée et que la température était à 38°4. »

Nous nous rendions aussitôt auprès de notre jeune malade et nous constations, en effet, une légère amélioration de l'état général. Nous examinions la région de la cuisse droite, qui avait été le siège de notre injection de térébenthine et nous ne relevions qu'une très faible lymphangite. Durant l'après-midi, la température remonta à 39°5, pour arriver dans la soirée à 40°2.

3

24 heures s'étaient écoulées et ne constatant pas la moindre trace de réaction locale, nous pratiquions une seconde injection de térébenthine en ayant soin de changer la source de ce produit.

Le lendemain, la température avait encore augmenté (41°3) et aucune réaction locale ne s'était encore produit. Malgré cela, la malade donnait quelque espoir à sa famille. Dans la soirée, nous tentions un troisième abcès, qui n'eut pas plus de succès que les précédents. Notre conviction était faite sur le pronostic et l'enfant succomba dans la soirée.

Cette observation nous montre, d'une part, que les injections de térébenthine semblent n'exercer une certaine action sur les phénomènes généraux, que si elles ne sont pas provoquées trop tard, et ensuite, que lorsque la réaction locale fait défaut, on peut en conclure que le pronostic est fatal.

Observation IX

(Recueillie par nous en collaboration avec M. Gardon, interne du service).

Résultat positif. — Notre première observation remonte au mois de mars 1900, et a été recueillie dans le service de M. le professeur Soulié, médecin à l'hôpital civil de Mustapha. C'est une après-midi, tandis que nous nous rendions à l'hôpital avec notre collègue et ami d'internat, M. Gardon, nous fûmes dirigés par l'infirmier panseur vers un malade qui venait d'être admis salle Pasteur et dont l'état était des plus inquiétants.

Il s'agissait d'un indigène musulman, âgé d'une quarantaine d'années environ et occupant le n° 26.

Nous n'entrerons pas dans les détails concernant l'observation de ce malade, car non seulement il est toujours très difficile de faire subir à des indigènes un interrogatoire com-

plet sur leurs antécédents héréditaires ou personnels et sur
les commémoratifs, mais encore notre malade était doué d'un
caractère irascible, qui ne se prêtait guère à nos investiga-
tions.

Il s'agissait d'une broncho-pneumonie, étendue et diffuse, à
forme de catarrhe suffocant, avec un état infectieux des plus
graves ; délire très marqué, dyspnée intense, défaillance cardiaque, insuffisance urinaire. Ce pronostic était évidemment
très sombre et même fatal, le malade était considéré comme
perdu.

En présence de la gravité extrême de cette affection, nous
décidâmes de recourir aussitôt aux moyens thérapeutiques
les plus énergiques. Tandis que notre ami d'internat, M. Gardon, administrait de la caféine, de l'éther et de l'essence de
térébenthine, en injection hypodermique (1 centimètre cube),
nous pratiquions au bras gauche une saignée de 250 grammes. Il est bon d'ajouter que l'analyse des urines avait dé-
celé la présence d'un gramme d'albumine.

Le lendemain matin, à notre arrivée dans le service, alors
que nous ne pensions plus retrouver notre malade, quel ne
fut pas notre étonnement en apprenant que la température
avait sensiblement baissé, que la dyspnée était un peu moins
marquée et que le délire s'était presque complètement dissi-
pé ; seuls les signes pulmonaires constatés la veille, ne
s'étaient pas modifiés.

La médication de l'après-midi précédente avait agi d'emblée sur l'état général et les manifestations toxi-infectieuses
avaient paru être enrayées d'une façon aussi efficace que rapide. Cinq jours après, on constatait de la polyurie, de la
régularité du pouls et un abaissement de la température ;
on assistait donc à une crise salutaire analogue à celle qui
accompagne la défervescence dans la pneumonie.

L'abcès, qui dès le lendemain de l'injection de térébenthine avait commencé à se former, fut incisé au douzième jour et donna issue à une grande quantité de pus très épais et de couleur verdâtre. L'analyse de ce produit, pratiquée par M. le professeur Soulié, sous-directeur de l'Institut Pasteur d'Alger, a démontré qu'il était amicrobien.

Le malade se releva de sa broncho-pneumonie, mais quatre à cinq mois après, il succombait de tuberculose pulmonaire à marche très rapide.

OBSERVATION X

(Dr Y. Gardon, ex-interne des hôpitaux d'Alger).

Le second malade, âgé de 40 ans, habite actuellement Alger, mais n'a pas de domicile bien fixe; il se rend souvent dans toutes les localités de l'intérieur où il espère trouver du travail.

Antécédents héréditaires. — Rien de particulier à signaler.

Antécédents personnels. — A part les maladies de l'enfance, telles que la rougeole et la coqueluche, notre malade aurait toujours joui d'une excellente santé. Pas d'éthylisme, ni de maladie vénérienne.

Commémoratifs. — La maladie actuelle remonte à une douzaine de jours environ. Le début qui aurait été insidieux, aurait été marqué par du larmoiement, du coryza, des maux de gorge, une sensation de lassitude générale, de la toux et une température assez élevée.

Croyant qu'il avait affaire à une grippe légère, le malade se traita lui-même par des infusions chaudes, de la quinine et de l'antipyrine. La toux devenant très pénible depuis trois jours et se sentant pris de suffocation, il se fit faire des badigeonnages à la teinture d'iode, ainsi que l'application d'un emplâtre Marchand sur le côté gauche du thorax, où il ressentait une légère douleur. En dépit de cette médication, la dyspnée devenant de plus en plus violente, il se décida à faire appel à notre ministère.

A notre arrivée auprès du malade, nous constatons tout d'abord qu'il présentait une agitation et un délire assez marqués ; la face était congestionnée et cyanosée, les ailes du nez animées de battements violents et rapides, le pouls très faible, donnait 32 pulsations ; la température était à 40°1 et les extrémités étaient refroidies.

A l'examen des organes. — Du côté du tube digestif, pas de troubles gastro-intestinaux, mais la langue était complètement recouverte d'un enduit jaunâtre, assez épais, d'aspect « soufré ».

La rate et le foie étaient normaux.

L'appareil cardio-vasculaire ne présentait qu'une accélération des battements cardiaques.

Pas de lésion valvulaire. Le pouls était fréquent, faible et dépressible. Le système nerveux et les organes des sens n'offraient aucun trouble.

L'examen des poumons révélait les symptômes suivants :

Du côté droit : lésions de broncho-pneumonie à forme lobulaire, à foyers disséminés, avec des signes physiques peu en rapport avec les symptômes fonctionnels.

A la base gauche : submatité, augmentation des vibrations, souffle assez rude, en un mot, symptômes de broncho-pneumonie à forme pseudo-lobaire. L'expectoration était muco-purulente et les mouvements respiratoires très fréquents (29 inspirations à la minute).

En présence de l'état général qui était des plus précaires, nous décidions de faire admettre ce malade d'urgence à l'hôpital, lorsque l'intéressé s'y refusa formellement. Envisageant une terminaison prochaine, nous n'insistions pas davantage et nous lui ordonnions de la quinine et de la spartéine. Deux heures après nous nous rendions à nouveau auprès du malade et en désespoir de cause, nous provoquions chez lui un abcès de fixation à la face externe de la cuisse gauche.

Le lendemain, à notre visite, c'est-à-dire 24 heures après, la température était à 39°1, le pouls était très régulier, mais rapide (124 pulsations à la minute ; la dyspnée avait un peu diminué, mais les symptômes pulmonaires n'avaient guère varié. Le souffle de la base gauche était beaucoup moins perceptible que la veille, mais on constatait un foyer de râles sous-crépitants secs, à la partie moyenne, alors qu'ils n'avaient pas été perçus la veille. En somme, on notait une très légère amélioration de l'état général.

Trois ou quatre jours après, on assista à une véritable débâcle urinaire avec abaissement de la température à 37°8 et un pouls à 108. L'espoir de guérison était donc revenu. L'amélioration se poursuivit et au dixième jour, l'abcès était formé sans avoir été trop douloureux ; une incision pratiquée au bistouri permit de donner issue à une quantité de pus qu'on peut évaluer à la contenance de trois verres à Bordeaux. Il est bon d'ajouter que, dès le lendemain de l'injection de térébenthine, on avait déjà remarqué une certaine réaction locale se traduisant par une rougeur assez marquée .

Quinze jours plus tard, notre malade quittait Alger et se rendait à Bou-Saada afin de trouver une occupation lui permettant de subvenir à ses besoins.

OBSERVATION XI

(Dr V. Gardon, ex-interne des hôpitaux d'Alger).

Le malade qui fait l'objet de cette observation est âgé de 32 ans et habite Alger, où il exerce la profession de menuisier.

Antécédents héréditaires ou personnels. — Rien de particulier à signaler.

Commémoratifs. — Le début de sa maladie, qui remontait à huit ou dix jours, avait été assez brusque. Après être allé à son travail sous une pluie diluvienne et modestement vêtu, il se sentit pris, dans la soirée, de courbature généralisée avec de la céphalée et du coryza. Il se coucha vers les sept heures, après avoir ingéré une infusion chaude légèrement aromatisée avec du rhum. Dès qu'il fut dans son lit, des frissons violents apparurent accompagnés de claquement de dents et d'une douleur siégeant sous le mamelon droit. Il se réchauffa au moyen de couvertures et s'endormit d'un profond sommeil. La nuit n'ayant pas été trop mauvaise, il se décida le lendemain matin à se rendre à son atelier ; à peine une heure s'était-elle écoulée, que notre malade se sentit excessivement faible et incapable d'exécuter le moindre travail ; il dut alors se retirer chez lui, appuyé sur le bras d'un de ses camarades dévoués, qui avait bien voulu l'accompagner. Dès qu'il fut arrivé à son domicile, il s'alita pour ne plus se relever. Croyant qu'il ne s'agissait là que d'un simple refroidissement, il ne jugea pas opportun de recourir au ministère d'un médecin ; ce n'est que devant la persistance de la fièvre, de la dyspnée et de la toux, qui était excessivement pénible qu'il se décida à nous faire appeler.

A l'examen général du malade, nous relevions tout d'abord un état de stupeur très marquée : les ailes du nez étaient animées de battements rapides et violents, la respiration excessivement fréquente (34 inspirations à la minute), le pouls faible, irrégulier et dormant (152 pulsations), enfin la température était de 39°8.

Du côté de l'appareil digestif, nous ne relevions aucun trouble, si ce n'est que la langue présentait, comme dans le cas précédent, un aspect soufré des plus nets.

Le foie est normal et la rate non perceptible. Le système

nerveux, les organes des sens et l'appareil cardio-vasculaire
ne présentaient aucune lésion.

Du côté de l'appareil respiratoire, les plèvres étaient sai-
nes, mais on constatait au poumon droit, quelques petits
foyers de râles sous-crépitants secs. La percussion donnait
un peu de submatité et la palpation une légère augmentation
de vibrations. Dans ce cas encore, les signes physiques étaient
loin d'être en rapport avec les symptômes fonctionnels. L'expectoration était mucopurulente.

En présence de ces constatations, un traitement à base
d'acétate d'ammoniaque, de rhum, de spartéine et de diuréti-
ques fut administré.

Le lendemain matin, l'état du malade ayant sensiblement
empiré et les lésions pulmonaires constatées la veille, à droite,
étant révélées alors à gauche, nous décidâmes de provoquer
un abcès de fixation.

Dix-huit heures après l'injection de térébenthine, on constatait une légère rougeur de la région. Trente heures après
cette médication, la température axillaire baissait d'un degré,
la langue se dépouillait par îlots, le pouls était plus régulier,
et enfin, la dyspnée était moins marquée.

L'abcès évolua les jours suivants et à la fin de la quinzaine
nous l'incisions au bistouri et nous en retirions cent
grammes de pus assez épais. Deux semaines plus tard, notre
malade se levait et était complètement rétabli.

OBSERVATION XII

(Dr Daircaux, médecin-major de 2e classe. — *Presse médicale*, 8 août 1906).

Un jeune soldat, robuste mais alcoolique, entrant à l'infirmerie le 18 janvier, pour grippe, est envoyé le 22, à l'hôpital pour congestion pulmonaire. On constate à l'entrée tous

les signes habituels de la congestion pulmonaire (submatité aux deux bases, râles sous-crépitants fins, expectoration gommeuse).

La dyspnée très marquée : 40 inspirations. Le 26, l'état s'aggrave ; un souffle tubaire apparaît au sommet droit ; le malade est pris de délire. Un traitement intensif n'amène pas de modifications. Le 17, le pouls faiblit, l'expectoration devient purulente. On fait une saignée de 250 grammes avec une injection de 1 centimètre cube d'essence de térébenthine à la face externe de chaque cuisse.

La saignée calme la dyspnée, fait disparaître l'état asphyxique et soulage le cœur qu'on soutient avec la caféine et l'huile camphrée ; on continue les bains. La température commence à tomber le 28, en même temps que le délire et l'état ataxo-adynamique s'améliorent pour disparaître le lendemain.

Le changement dans l'état général est aussi brusque et aussi complet que dans une défervescence de pneumonie. Les symptômes pulmonaires, d'abord peu modifiés, s'amendent peu à peu et, du 4 au 5 février, on ne constate plus que de l'engouement des bases. La convalescence s'établit, interrompue du 7 au 14 par une poussée broncho-pneumonique peu grave à la base droite.

Il est important de remarquer que la quantité d'urine, qui était d'environ 700 grammes, s'est élevée à 900 grammes deux jours après ces injections, et une crise polyurique s'est accusée à ce moment jusqu'au 14 février, ces urines oscillant entre 1.600 et 2.000 grammes, du 4 au 8. Les abcès ont mis une semaine à se former et ont été moyennement douloureux.

Leur incision faite le 6 février a donné, d'un côté, un grand verre et de l'autre environ un demi-litre de pus hématique. La cicatrisation des décollements s'est faite en quarante jours.

Observation XIII

(Dr Daireaux, médecin-major de 2e classe. — *Presse médicale*, 8 août 1906).

Ch..., ancien soldat, soigné depuis huit jours à l'infirmerie pour grippe, entre à l'hôpital le 23 janvier, pour congestion pulmonaire. Le 25, commence une broncho-pneumonie diffuse, avec foyers de souffle et de sous-crépitants aux deux bases et dans la fosse sous-épineuse gauche. L'expectoration est abondante ; crachats purulents, dyspnée, 40. Pouls, 100. Délire, adynamie. Le traitement institué ne provoque pas d'amélioration. Le 27, la situation devient grave, la face et les extrémités se cyanosent. Le 28, on fait une injection de 1 centimètre cube de térébenthine sur la cuisse droite. Le lendemain, la température tombe de 40°6 à 38°0, le pouls est à 90 ; la dyspnée, à 40 ; les signes pulmonaires ne se sont guère modifiés. La température tombe progressivement pour atteindre 37°5, le 10 ; les signes pulmonaires s'améliorent parallèlement. Le souffle de la région sous-scapulaire gauche a presque disparu le 9 ; les deux bases restent congestionnées. Le 10, la température remonte et le malade fait une nouvelle poussée broncho-pneumonique dans la moitié supérieure du poumon droit.

Cette poussée s'est accompagnée d'une pleurésie cloisonnée à un très faible épanchement dans la région sus-hépatique antérieure. Une ponction, faite avec une seringue de Roux, donne un centimètre cube de liquide un peu trouble. Malgré cette complication le malade entre en convalescence au bout d'une dizaine de jours.

L'abcès, incisé dix jours après l'injection, donne environ 250 grammes de pus ; sa guérison demande un mois. Comme dans l'observation précédente, nous avons vu une crise de polyurie suivre les injections. Les urines se sont élevées de 800 grammes à 1200 quatre jours après, pour atteindre 1600 le septième jour et retomber à 900 le neuvième.

OBSERVATION XIV

(Dr Daireaux, médecin-major de 2º classe. — *Presse médicale*, 8 août 1906).

S..., jeune soldat, d'apparence robuste, est envoyé le 27 janvier à l'Hôpital avec une congestion pulmonaire grippale de la base droite.

A son entrée, l'état général est mauvais. En plus des signes de la congestion pulmonaire, on trouve un état adynamique ; le pouls est à 60, la température à 40°. Le 28, un foyer broncho-pneumonique apparaît à la base droite ; le 30, un autre dans l'aisselle gauche. Le traitement classique n'ayant pas amené de modifications, on fait, le 31 janvier, deux injections térébenthinées. Le lendemain, la température ne tombe pas ; il y a du collapsus cardiaque qui nécessite des injections d'éther, d'huile camphrée, caféine. Mais le 2, la température tombe, le malade redevient conscient ; le 4, le pouls remonte à 80, puis revient à 60 le 9. Le nombre des respirations tombe parallèlement de 38 à 30. Les signes pulmonaires se modifient lentement. Le 15 février, on ne constate plus que de la congestion des bases. La crise polyurique s'est manifestée le 9, les urines s'élevant de 800 à 1.000 et atteignant le chiffre de 1500, le 13.

Un des abcès n'a pas évolué ; l'autre, incisé le 13, a donné 200 grammes de pus. Sa guérison s'est faite en 35 jours.

OBSERVATION XV

Broncho-pneumonie droite. — Congestion pulmonaire à gauche — Abcès
de fixation. — Mort.

(Observation de M. P. Carles, recueillie dans le service de M. le professeur
Arnozan. — Résumée).

Marie L..., 54 ans, entre le 2 novembre 1901 en salle, dans
un état semi-comateux. Son affection a débuté, il y a environ 10 jours. Au moment de son entrée, dyspnée considérable (48 inspirations par minute), pas d'aspect cyanotique ;
la malade tousse et crache à peine.

Auscultation. — En avant bronchite généralisée, et en arrière, une grosse zone de matité commençant à une main de
l'angle de l'omoplate droite pour s'étendre jusqu'en bas. Les
vibrations, ni la pectoriloquie ne peuvent être recherchées en
raison de l'état de la malade, mais on perçoit un gros souffle
tubaire, à la base droite, accompagné de râles sous-crépitants fins et moyens, râles de congestions à la base gauche,
râles sibilants et ronflants dans tout le reste de la poitrine.

Température, 39°0. Pouls petit, mou, à peine perceptible,
130 ; battements cardiaques sourds, quelques intermittences.
Délire calme le jour, un peu agité le soir, carphologie. Incontinence d'urine continuelle. Les urines foncées sont très
riches en albumine ; un peu de diarrhée.

Le 3 novembre, état stationnaire. Pouls 120 et 128 ; température 40° ; le 4, même état, pouls à 118, température 39°.
Muguet, délire continu. On fait une injection de 1 centimètre
cube d'essence de térébenthine dans la région trochanté-
rienne gauche et une seconde à droite le soir du même jour.

Le 5, trente heures après l'injection, il ne s'est produit aucune réaction.

La malade est amenée par sa famille. Nous avons appris qu'elle était morte le lundi 6.

Adynamie complète, absence totale de réaction, terminaison fatale, sont les trois termes intéressants à relever dans cette observation.

OBSERVATION XVI

(Service de M. le professeur Arnozan, Recueillie par Duvergey, interne des Hôpitaux).

Broncho-pneumonie. — Abcès de fixation, — Guérison.

Marie P..., 40 ans, ménagère, sans antécédents intéressants, entre le 18 mars 1901 pour un point de côté, de la toux, de la fièvre, de la prostration. Le tout date du 10 mars. Femme très grosse, forte dyspnée (38 inspirations par minute). Souffle et râles crépitants, matité et exagération des vibrations au niveau du lobe inférieur droit ; à gauche, congestion pulmonaire ; crachats franchement rouillés. Abcès de fixation (2 centimètres cubes d'essence de térébenthine) au niveau de la fesse droite. Les urines, rares, sont chargées d'albumine ; régime lacté absolu et digitale.

Le 22, nouveaux foyers disséminés dans l'étendue des 2 poumons avec souffle et râles crépitants. La température se maintient comme les jours précédents entre 38°5 et 39°, pouls 100 à 120 ; respiration, 32-40.

Le 25, râles crépitants de retour ; les urines abondantes ne contiennent plus d'albumine. La température tombe à 35°8 ; le pouls est à 85. L'abcès évolue normalement sous pansement (car il existe à son niveau une eschare). Le 26, ouverture spontanée. Le pus prélevé fournit des cultures de staphylocoques. Le 28, amélioration continue. Le 10 avril, la plaie n'est pas encore complètement cicatrisée. Il existe une ulcération de la largeur d'une pièce de 5 francs. La cicatrisation s'est faite lentement, on a eu à craindre à diverses reprises l'infection secondaire de cet abcès ouvert spontanément.

Observation XVII

(Service de M. le professeur Arnozan. Recueillie par M. Duvergey, interne des Hôpitaux).

Broncho-pneumonie du sommet droit. — Trois abcès de fixation. — Peu de réaction. — Mort.

X..., 77 ans, éprouve le 2 mars, une grande douleur thoracique avec frisson, faiblesse générale ; il est obligé de s'aliter Le 5 mars, pouls à 100, foyer de broncho-pneumonie au sommet droit. Le 6, prostration, le foyer de broncho-pneumonie s'étend, langue grillée. Injection de 1 centimètre cube d'essence de térébenthine à la fesse droite. Le soir, réaction nulle ; pouls 120; température 38°4. Nouvelle injection de 1 centimètre cube et demi à 7 heures du soir. Urines albumineuses, crachats riches en pneumocoques. Le 7, état stationnaire, peu de réaction ; les urines renferment des cylindres granuleux, 4 grammes de chlorure, 21 grammes d'urée. Le 8 et le 9, état stationnaire, nouvelle et troisième injection d'essence de térébenthine à la fesse gauche. Le 10, pas de réaction. Anurie complète. Le 11, mort.

A l'autopsie, broncho-pneumonie du sommet droit à l'état d'hépatisation grise. Congestion du côté gauche. Néphrite aiguë. Le deuxième abcès est volumineux. Pas de réaction du côté des deux autres.

OBSERVATION XVIII

(Service de M. le professeur Arnozan. Recueillie par M. Duvergey, interne des Hôpitaux. — Résumée).

Congestion pulmonaire double. — Abcès de fixation. — Guérison.

Suzanne C..., 25 ans, entre le 15 février, pour un goitre exophtalmique, dont elle présente tous les signes. Le 13 mars, sort insuffisamment vêtue, prend froid ; frissons, toux sèche, opiniâtre. Le 15 mars, la fièvre apparaît ; température 39° ; râles sibilants désséminés dans toute la poitrine. Congestion aux 2 bases avec matité. Pouls à 120. Respiration 40. Température 39-40°. L'état s'aggrave considérablement avec menaces de suffocation. Traitement : ventouses, cataplasmes sinapisés, acétate d'ammoniaque, etc.

Le 21 mars, température 39°6 et 38 vers le soir. Pouls 120 et 104. Respiration 35.

Injection de 1 centimètre cube d'essence de térébenthine au niveau du flanc. Le 22, vive réaction. La température tombe à 38°4 et 38°1. Le 26, amélioration notable.

A l'auscultation, nombreux râles de bronchite disséminés, respiration soufflante à droite ; en arrière, matité à la base gauche, vibrations conservées, râles crépitants à la base, râles de bronchite dans le reste du poumon ; à droite, matité jusqu'à l'angle de l'omoplate, disparition des vibrations, souffle expiratoire, égophonie, pectoriloquie aphone, signe du sou.

Pas d'expectoration, du fait de la faiblesse extrême de la malade. Incontinence des urines. Température 38°6.

Le 17, surviennent des vomissements avec diarrhée persistante. Le cœur est affolé, le pouls incomptable. Injection de 1 centimètre cube d'essence de térébenthine à la cuisse droite. Vives douleurs au bout de cinq heures.

19 mars. — Il se produit une grosse réaction locale. Il y a moins de diarrhée, le pouls est même incomptable, mou, irrégulier. Température 37°2 et 33°1.

20 mars. — Défervescence complète, 36°6 et 36°7.

21 mars. — Légère élévation de température, 37°7 ; apparition d'un petit phlegmon, siégeant à la cuisse gauche.

22 mars. — 37° et 37°9 ; énorme réaction de l'abcès de fixation, grosse fluctuation. Amélioration de plus en plus complète du côté du poumon.

24 mars. — Incision de l'abcès ; environ 80 grammes de pus rougeâtre. Pouls à 108. Bases encore légèrement congestionnées ; matité à droite.

Le 27, incision : 100 grammes de pus crémeux. Les jours suivants, l'amélioration continue. Plus de toux, expectoration moindre (on y trouve de nombreux streptocoques). Plus de dyspnée. Température, 37°.

26 avril. — Convalescence complète.

OBSERVATION XIX

(D' Carles. Recueillie dans le service de M. le professeur Arnozan).

Broncho-pneumonie et congestion pulmonaire. — Abcès de fixation. — Guérison.

Joséph. L..., 62 ans, entre le 16 mars 1902. Elle est en proie à une violente dyspnée s'accompagnant de fièvre. La malade, fortement obnubilée, ne fournit que des renseignements assez incomplets sur ses antécédents. Au moment de l'examen de la malade, dyspnée intense, pouls incomptable, misérable ; cœur mou et irrégulier ; langue sèche, fendillée ; la diarrhée est continue ; mais le ventre n'est ni météorisé, ni douloureux à la pression ; le foie ne déborde pas les fausses côtes, la rate est normale.

26 mars. — Incision du phlegmon survenu spontanément à la cuisse gauche, petite quantité de pus.

2 avril. — État de plus en plus satisfaisant.

On entend le murmure vésiculaire, dans toute l'étendue des 2 poumons, bien qu'encore faible à la base droite. Cœur toujours en arythmie, mais défervescence complète.

17 avril. — La malade part à la campagne en convalescence. Le pus des 2 abcès ne contenait aucun microorganisme. Leur culture sur gélose et sérum était également restée stérile.

OBSERVATION XX

(Service de M. le professeur Arnozan. Recueillie par Duvergey, interne des Hôpitaux).

Congestion pulmonaire droite (forme Woillez-Grancher). — Abcès de fixation. — Pas de réaction. — Mort.

X..., paveur de rues, entre le 24 mars 1901. Le 20 mars, frissons, point de côté violent à droite, dyspnée, toux, état général lamentable. Subdélire, sueur visqueuse sur le visage, pommettes violacées.

A l'examen, matité complète à droite, avec submatité au sommet, vibrations normales un peu diminuées ; à l'auscultation, à droite, pas de murmure vésiculaire, mais souffle étendu à tout le poumon droit avec, par endroits, des râles sous-crépitants ; un peu d'égophonie et de pectoriloquie aphone ; pas de signe du sou ; foie légèrement abaissé ; à gauche, congestion, cœur mou.

Le 25 au soir, dyspnée intense, ventouses scarifiées et 1 cent. cube d'essence de térébenthine à la cuisse, aucune réaction. Meurt le 26. A l'autopsie, on trouve une congestion massive de tout le poumon droit, un foie gros et cirrhotique, et de la myocardite.

OBSERVATION XXI

(Service de M. le professeur Arnozan. Recueillie par Duvergey, Interne des Hôpitaux).

Broncho-pneumonie droite. — Abcès de fixation. — Guérison.

C. A..., 41 ans, manœuvre, le 20 mars 1901, prend un refroidissement violent ; à la suite, frisson intense, dyspnée, point de côté, toux, expectoration, anorexie, délire léger. Le 27, dyspnée intense (40 inspirations à la minute). Pouls 104. Température 39-40°. Délire. Bloc de matité en arrière et râles crépitants. Du côté gauche, congestion. Ailleurs, bronchite et petits noyaux de broncho-pneumonie. Crachats rouillés; urines rares, albumineuses. Traitement : régime lacté absolu, digitale, acétate d'ammoniaque et 1 centimètre cube d'essence de térébenthine à la partie externe de la cuisse droite ; deux heures après, douleur et empâtement ; le soir, vive réaction.

Le 28, amélioration légère dans l'état général, urines un peu plus abondantes. Température 38°4-39°2.

Le 29, amélioration très sensible. Le 30, chute brusque et définitive de la température à 37°4 et 37°6. Crise urinaire.

Le 1er avril, plus de dyspnée, état général excellent.

Le 3, incision de l'abcès ; 300 grammes de pus bien lié, ne cultivant pas.

Le 6, guérison de l'abcès. Convalescence.

Observation XXII

(Service de M. le professeur Arnozan. Recueillie par Duvergey, interne des Hôpitaux).

Broncho-pneumonie droite. — Abcès de fixation. — Guérison.

F. M..., 18 ans, entre le 17 mai 1901. Malade depuis huit jours, est dans un état typhique. Langue sèche, pouls à 120, dyspnée (40 inspirations par minute). Température, 39-40°2. Ventre ballonné, gargouillement, bronchite aiguë, et à droite gros foyers de pneumonie pseudo-lobaire. Le soir de son entrée, prostration extrême, urines rares, chargées d'albumine. Injection de centimètre cube d'essence de térébenthine le long de la face externe de la cuisse droite.

Le 18, sudamina sur tout le corps et poussée d'urticaire au niveau de l'abcès provoqué, un peu d'empâtement et de tuméfaction. Etat très amélioré. Température, 38°6 et 39° ; urines non albumineuses. Les jours suivants, l'amélioration progresse.

Observation XXIII

(Duvergey, interne des Hôpitaux).

Tuberculose rénale. — Broncho-pneumonie. — Abcès de fixation. — Guérison.

L..., 40 ans, modiste, entre le 4 juin 1901, pour oppression et toux survenues depuis huit jours. Il y a deux mois, aurait eu de l'œdème des membres inférieurs assez accentué. Signes de rétrécissement mitral ; matité aux 2 bases, foyers broncho-pneumoniques assez étendus ; expectoration visqueuse, pouls à 90 ; pas de température, un peu de dyspnée ; urines peu abondantes et albumineuses.

8 juin. — L'état s'aggrave, dyspnée intense, délire, pouls irrégulier.

10 juin. — Injection de 1 centimètre cube d'essence de térébenthine à la cuisse droite.

11 juin. — Température, 39°4 ; réaction intense ; les jours suivants, la température s'abaisse. Le 15, elle est normale.

Incision de l'abcès le 18, pus stérile. Guérison de l'abcès le 22. Le 25, la malade se plaint de douleurs lombaires, la région est empâtée, douloureuse à la palpation. Les urines hémorragiques renferment des bacilles de Koch.

Le 28 juillet, la malade sort très améliorée.

Observation XXIV

(Duvergey, interne des Hôpitaux, Service de M. le professeur Arnozan).

Broncho-pneumonie double. — Abcès de formation. — Pas de réaction. — Mort.

X..., 45 ans, entre le 20 avril 1901, pour bronchite chronique en poussée aiguë.

Le 5, apparition de foyers broncho-pneumoniques multiples et disséminés des deux poumons ; délire.

Injection de 1 centimètre cube d'essence de térébenthine. Le 9, légère amélioration.

Le 12, nouvelles poussées de broncho-pneumonie, pas de réaction.

Le 15 septembre, mort.

OBSERVATION XXV

(Duvergey, interne des Hôpitaux, Service de M. le professeur Arnozan).

Broncho-pneumonie du sommet droit et congestion pulmonaire au cours d'une cirrhose atrophique. — Abcès de fixation. — Guérison.

B. H..., 39 ans, entre le 26 janvier 1901. Le 21 février, en cours de traitement, frisson intense prolongé ; température, 40°, pouls, 120 ; point de côté à gauche, dyspnée.

Le 25, délire, cœur mou, broncho-pneumonie du sommet très étendue; ailleurs, congestion. Injection au niveau de la fesse gauche de 1 centim. cube d'essence de térébenthine, à 11 heures du matin. A une heure, fesse très douloureuse, le soir empâtement.

Le 26 au matin, amélioration notable. Le soir, violente dyspnée.

Le 27, état général meilleur.

Le 28, amélioration très sensible.

Le 2 mars, état excellent. Incision de l'abcès ; pus stérile.

5 mars, — Guérison des complications pulmonaires.

Le 29 avril, très amélioré de sa cirrhose.

OBSERVATION XXVI

(Duvergey, Service de M. le professeur Arnozan).

Dothiénentérie. — Broncho-pneumon'e. — Abcès de fixation. — Guérison.

J. C..., 17 ans, entre le 31 mars 1901 avec des phénomènes typhiques.

Le 1er avril, souffle et râles fins à la base gauche, crachats visqueux et rouillés. Légères traces d'albumine dans les urines. Température, 40°4 et 40°2. Pouls, 120.

Traitement : cinq bains froids et une injection de 1 centimètre cube d'essence de térébenthine à la cuisse droite.

2 avril, amélioration légère.

3 avril, disparition du délire, nouvelle injection de térébenthine.

Le 4, amélioration considérable de la broncho-pneumonie, chute de la température à 38°8 et 39.

Le 6, réaction des abcès. Température, 36° et 37°2. Pouls, 84. Crise urinaire.

Le 9, incision du premier abcès. Température, 37°2 et 36°8. Trois et quatre litres d'urine. Le 23, guérison.

OBSERVATION XXVII

(Duvergey. Service de M. le professeur Arnozan).

Broncho-pneumonie. — Fièvre typhoïde. — Abcès de fixation — Guérison.

Le malade entre le 20 mars 1901, pour toux, expectoration, fièvre et prostration. Température, 40°. Pouls, 110 ; 40 inspirations. Cœur mou.

A la base gauche, souffle tubaire, râles crépitants. Congestion à droite, bronchite généralisée partout ailleurs, expectoration visqueuse et rouillée. En même temps, phénomènes typhiques et urines chargées d'albumine.

Le 26, injection au niveau de la face externe de la cuisse, de 1 centimètre cube d'essence de térébenthine ; deux heures après, douleurs et empâtement. Le 27, température du matin, 39°4 ; température du soir, 39°.

Le 28, crise urinaire. Température, 39°.

Le 29, amélioration sensible.

Le 31, grande amélioration, 37° et 37°4.

1er avril, disparition des divers symptômes pulmonaires.

Le 5, incision de l'abcès : 200 grammes de liquide san-

guin mêlé de pus renfermant quelques staphylocoques et des
tétragènes ; guérison.

Observation XXVIII

(Duvergey. Service de M. le professeur Arnozan).

Dothiénentérie. — Broncho-pneumonie. — Abcès de fixation. — Guérison.

H.M..., 17 ans, entre le 23 avril 1901, avec les phénomènes
de fièvre typhoïde. Il présente de la bronchite généralisée et
de la congestion des deux bases. Urines albumineuses.

27 avril. — Souffle tubaire dans toute l'étendue du poumon
droit, avec râles crépitants et matité. Dyspnée intense, 60 as-
pirations à la minute, pas d'expectoration. Température, 38°
et 38°5. Injection de 1 centimètre cube à la face interne de
la cuisse droite.

Le 28, vive réaction, délire.

Le 29, amélioration, diminution de la dyspnée, crise urinaire.

Le 2 mai, l'abcès évolue mal ; dyspnée intense, nouvelle
injection de térébenthine.

Le 6, entre en convalescence. Les abcès se sont ouverts
spontanément et la cicatrisation a été longue. Guérison.

Observation XXIX

(Carles, Service de M. le professeur Arnozan).

Dothiénentérie. — Broncho-pneumonie. — Cinq abcès de fixation. —
Amélioration passagère. — Mort.

François F..., 28 ans, entre le 18 octobre, avec phénomènes
typhiques, avec un cœur mou et de la congestion des poumons aux deux bases. Un peu d'albuminurie.

Le 28, injection de 1 centimètre cube 1/2 d'essence de térébenthine à la cuisse droite, pas de douleurs immédiates.

Le 29, nouvelle injection de 1 centimètre cube ; état stationnaire.

Le 30, troisième injection de 1 centimètre cube, au flanc gauche.

Les 1ᵉʳ et 2 novembre, état franchement mauvais. P uls, 130 et 140. Température, 38°5 et 39°.

Le 8, fluctuation au niveau des trois abcès.

Le 10, défervescence complète, ouverture des trois abcès ; il s'écoule de chacun 300 grammes de pus bien lié et sanguinolent, amicrobien.

Le 22, température à 40°, le soir. Gros foyer de broncho-pneumonie à la base droite, dyspnée intense. Nouvel abcès de fixation au flanc droit : 1 centimètre cube.

Le 24 au soir, température, 40°. Pouls, 180. On fait un cinquième abcès de fixation à la cuisse droite, de 1 centimètre cube.

Le 26, le foyer de broncho-pneumonie est de plus en plus étendu.

Le 27, mort. Pas de réaction du côté des abcès.

OBSERVATION XXX

'(Duvergey. Service de M. le professeur Arnozan).

Dothiénentérie. — Broncho-pneumonie double. — Trois abcès de fixation.—
Pas de réaction. — Mort,

M. C..., 25 ans, entre le 18 février 1901 avec phénomènes typhiques.

Le 23, état grave ; injection dans le flanc gauche de 1 centimètre cube d'essence de térébenthine.

Le 25, éclosion d'un foyer de broncho-pneumonie. Le flanc

gauche ne présente aucune réaction. Nouvelle injection de 1 centimètre cube d'essence de térébenthine au flanc droit.

Le 26, état général plus satisfaisant.

Le 28, pouls rapide, 120 à 100 pulsations ; dyspnée intense. Injection de 1 centimètre cube 1/2 d'essence de térébenthine à la fesse droite. Mort.

OBSERVATION XXXI

(Duvergey, Service de la M. le professeur Arnozan).

Tuberculose pulmonaire. — Broncho-pneumonie. — Trois abcès de fixation.
Amélioration

Jeanne B..., présente le 25 février 1901, une bronchite généralisée avec congestion aux deux bases. Le 7 mars, adynamie profonde. Température, 38°2. Pouls, 100. Souffle, râles souscrépitants fins.

Injection de 1 centimètre cube 1/2 d'essence de térébenthine dans le tissu cellulaire de la fesse.

9 mars, état général alarmant.

11 mars, nouvel abcès de fixation.

14 mars, 3 abcès de fixation ; la dyspnée diminue. Le premier abcès est incisé le 15, le deuxième le 18, le troisième le 21. Pus stérile. La malade sort le 15 avril, très améliorée.

CONCLUSIONS

Arrivé au terme de notre tâche, nous devons synthétiser ce qui précède, il nous faut conclure.

D'après notre exposé, nous pouvons dire que :

1° *Pour ce qui a rapport à la technique :*

Injection dans le tissu cellulaire sous-cutané d'*un centimètre cube d'essence de térébenthine*, après *asepsie rigoureuse préalable*.

La région de choix sera la face externe de la cuisse.

Il est utile de *subordonner la précocité de l'injection de l'essence de térébenthine aux différentes variétés de broncho-pneumonies.*

1) Dans la broncho-pneumonie diffuse à forme de catarrhe suffocant : *agir dès le début,*

2) Dans la broncho-pneumonie lobulaire à foyers disséminés, et dans la forme pseudo lobaire : *tenir compte des conditions étiologiques et surtout des phénomènes généraux*, élévation de température, fréquence du pouls, etc...

2° *Pour ce qui est de la valeur thérapeutique de ce procédé :*

Il nous a paru donner d'excellents résultats et digne d'être pris en considération. Il *agit sur l'état général et les manifestations toxi-infectieuses* qui semblent enrayées presque immédiatement. La température tombe en général, le lendemain de l'injection — de deux à cinq jours après, on constate de la *polyurie* — l'*albumine* disparaît généralement. La médication ne *modifie pas la fonction rénale*. En somme, l'abcès de fixation est un moyen brutal mais sans danger sérieux, absolument justifié quand la thérapeutique usuelle reste inefficace.

Nous admettons que la méthode de l'ochier ne donne pas de bons résultats lorsqu'elle est appliquée aux *vieillards* et aux *enfants*. Elle est plutôt nuisible.

3° *Pour ce qui est de la valeur pronostique :*

Cette technique peut nous être d'un grand secours étant donné que la réaction n'a lieu d'ordinaire que lorsque le sujet est encore capable de réagir.

Elle est donc un élément précieux de pronostic.

INDEX BIBLIOGRAPHIQUE

BOUCHARD. — Rôle et mécanisme de la lésion locale dans les maladies infectieuses. (Semaine médicale, 6 novembre 1889).

CHAMBERLAND. — Les essences au point de vue de leurs propriétés antiseptiques.

FOCHIER. — Thérapeutique des infections pyogènes généralisées. (Lyon Médical, 23 août 1891, 20 avril 1892, 2 septembre 1900).

RENDU. — (Bulletin de la Société médicale des Hôpitaux, 1892)

SPILLMANN GRESELL. — (Revue médicale de l'Est, 1892).

SPILLMANN-DUFFNER — (Revue médicale de l'Est, 1892)

FRANC — (Journal de médecine de Bordeaux).

DIEULAFOY. — (Société médicale des hôpitaux, 18 mars 1892).

CHANTEMESSE et RENDU. — (Bulletin de la Société médicale des hôpitaux, p. 3, 1892).

ARNOZAN. — Congrès de 1902.

J. CARLES (Bordeaux). — Thèse inaugurale, 1903 (Semaine médicale, 18 mai 1904). Inefficacité et dangers des abcès de fixation chez l'enfant.

LEMOINE. — (Société médicale des hôpitaux, 17 février 1905).

CONOR. — (Société de Biologie, 23 juin 1906).

LEVY (X.). — (Revue internationale de Médecine et de Chirurgie, 10 octobre 1905, p. 376).

DAIREAUX. — (Presse médicale, 8 août 1906).

RAUZIER. — Traitement des infections aiguës des fines bronches et du poumon. (Province médicale, 19 janvier 1907, p. 31).

GARDON (V.). — Du traitement des broncho-pneumonies graves par les abcès de fixation. (Bulletin médical de l'Algérie, 30 mars 1907, p. 187).

COLLET. — (Précis de Pathologie interne, tome II, p 91).

ARNOZAN. — (Précis de Thérapeutique, 1907).

TABLE DES MATIÈRES

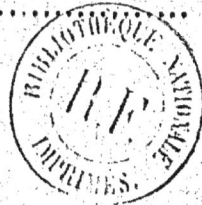

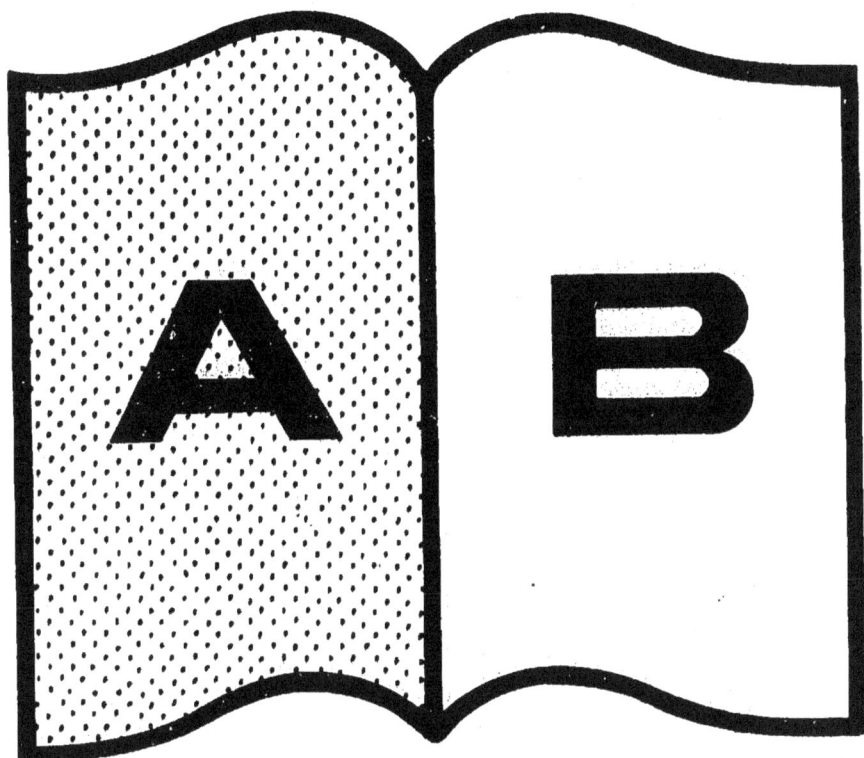

Contraste insuffisant

NF Z 43-120-14

www.ingramcontent.com/pod-product-compliance
Lightning Source LLC
Chambersburg PA
CBHW051843250925
PP17099000001B/8